ESSAI

SUR

LE CANCER,

PAR LÉOPOLD TURCK,

Docteur en Médecine à Plombières,

MEMBRE DE LA SOCIÉTÉ D'ÉMULATION D'ÉPINAL, DE LA SOCIÉTÉ DES SCIENCES
MÉDICALES DE LA MOSELLE, DE LA SOCIÉTÉ VAUDOISE DES SCIENCES MÉDICALES,
DE LA SOCIÉTÉ DE POLICE MÉDICALE DU GRAND DUCHÉ DE BADE, ETC., ETC.

Æstimatio causæ sœpè morbum solvit.
CELSE.

PARIS,

CHEZ J.-B. BAILLÈRE, LIBRAIRE DE L'ACADÉMIE ROYALE DE MÉDECINE,
Rue de l'École de Médecine, 17.

LONDRES,

MÊME MAISON, 219. REGENT-STREET.

PLOMBIÈRES,

CHEZ BLAIZE, LIBRAIRE.

—

1842.

ESSAI
SUR LE CANCER.

NANCY, IMPRIMERIE DE L. VINCENOT,
Grande-Rue (Ville-Vieille), 11.

ESSAI

SUR

LE CANCER,

Par LÉOPOLD TURCK,

DOCTEUR EN MÉDECINE A PLOMBIÈRES,

Membre de la Société d'Émulation d'Épinal, de la Société des Sciences
médicales de la Moselle, de la Société vaudoise des Sciences médicales,
de la Société de Police médicale du grand duché de Bade, etc., etc.

Æstimatio causæ sœpè morbum solvit.
CELSE.

PARIS,

CHEZ J.-B. BAILLÈRE,
LIBRAIRE DE L'ACADÉMIE ROYALE DE MÉDECINE,
Rue de l'École de Médecine, 17.

LONDRES,

MÊME MAISON, 219. REGENT-STREET.

PLOMBIÈRES,

CHEZ BLAIZE, LIBRAIRE.

1842.

AVANT-PROPOS.

Il est probable qu'en lisant cet opuscule plusieurs de mes confrères trouveront au moins fort singulière l'opinion que j'avance sur l'anatomie pathologique, cette grande idole des temps modernes, à laquelle nous avons voué tous un culte enthousiaste et qui compte encore tant et de si fervens adorateurs. Mais les grands noms de Morgani, de Bichat, d'Hoffmann, de Broussais, de Laënec, d'Andral et de beaucoup d'autres illustres médecins, quelque respect qu'ils m'inspirent, ne sont pas pour moi des autorités tellement imposantes, que je croie leur devoir le sacrifice de la vérité.

Non, l'anatomie pathologique n'est point le vrai flambeau de la médecine, et ce qui le prouve entre autres choses, c'est qu'elle ne lui a fait faire aucun progrès réel ! Maniée par l'ingénieux et savant Laënec, *elle n'a rien appris sur l'art de guérir les maladies de poitrine*, et sous la main puissante de M. Andral elle n'a pu produire que des négations. C'est que la mort ne peut pas enseigner la vie ; c'est que dans une machine aussi compliquée que la nôtre, quand on étudie les effets en l'absence de leur cause, on est trop disposé à intervertir leur rôle et à les élever eux-mêmes au rang de causes qui ne sont plus.

En continuant l'étude de l'anatomie pathologique, restreignons donc de beaucoup son importance. Au lieu de lui demander la nature des maladies qu'elle ne nous révélera jamais, contentons-nous d'apprendre d'elle les tristes résultats qu'amènent ces maladies quand nous n'avons pas su les guérir. Ne ressemblons plus à ces physiciens qui, pour arriver à reconnaître les causes de la foudre, se borneraient à en étudier les ravages ou qui, pour comprendre le phénomène des marées, se contenteraient d'observer l'élévation des flots et toutes les formes si nombreuses qu'ils peuvent revêtir.

Pour connaître la nature des maladies, et sans cette connaissance il ne peut pas y avoir de science médicale, interrogeons désormais les lésions sécrétoires qui les occasionnent et les accompagnent toujours, plutôt que d'étudier sans fruit des désorganisations qui, pour être innombrables quant à leurs formes et à leurs siéges, n'ont cependant qu'un petit nombre de causes que l'étude seule de la vie peut nous enseigner.

Ce mémoire n'est qu'un pâle reflet des travaux de mon frère aîné, travaux auxquels nous devons déjà la loi des sécrétions organiques, la connaissance des fonctions du tissu cellulaire, celle de la production et de la double nature du fluide nerveux, celle aussi *de la nature intime des maladies goutteuses et de la phthisie pulmonaire*, ainsi que leur traitement. Mais quelque imparfait que soit mon travail, alors même qu'il indique plutôt les difficultés qu'il ne les résoud, j'aime à croire qu'il ne sera pas entièrement inutile.

Nous sommes en effet à une époque de la science où la nature intime des maladies, au dire même de M. le professeur Bouillaud, est encore entourée des plus profondes ténèbres. Laënec se défendait comme d'une impossibilité d'éclairer cette question. « Je tenterai encore moins, disait-il, de remonter aux causes des maladies. » Et M. Louis, ce savant si laborieux et si recommandable, proclame lui aussi que notre époque n'est encore que transitoire. Aujourd'hui donc tout essai dans lequel nos maladies seront envisagées sous un point de vue nouveau, d'après leurs caractères physiques et chimiques, ne pourra pas manquer d'avoir une certaine importance, au moins pour le temps actuel.

Quelques personnes trouveront sans doute que dans

l'histoire du cancer, je fais jouer un rôle beaucoup trop important à la peau, mais ce rôle a été pressenti déjà par M. le docteur Récamier qui, dans son remarquable et savant Traité sur le Cancer, a rapporté plusieurs faits où de simples vêtemens de laine sur la peau ont suffi ponr faire disparaître des tumeurs dures, bosselées, à douleurs lancinantes, des tumeurs cancéreuses enfin.

Maintenant si vous associez aux vêtemens de laine des lotions alcalines, le massage, une habitation à température tropicale, la compression ou des emplâtres doux sur les tumeurs ; si vous soumettez vos malades à un régime peu abondant mais tonique, combien plus puissant et plus salutaire ne sera pas un traitement semblable que tous ceux qui ont été en honneur jusqu'à présent.

Je viens de parler d'une température tropicale ; elle est indispensable aussi à la guérison des phthisiques, auxquels il faut faire respirer en outre d'abondantes vapeurs ammoniacales. Chez les phthisiques, les emplâtres doux sur la poitrine conviendront probablement autant que les mêmes emplâtres sur les tumeurs cancéreuses. Je ne me bornerai pas à de simples vœux en faveur d'établissemens sanitaires où l'on pourrait facilement guérir des malades inguérissables par les procédés habituels, malades qui fournissent cependant près du quart des décès que l'on enregistre chaque jour.

ESSAI

SUR LE CANCER.

Le cancer est une maladie entièrement inconnue; elle est au nombre des plus graves, des plus douloureuses et de celles contre lesquelles l'art n'a eu, pour ainsi dire, jusqu'à présent, aucune espèce de ressources. Je pourrais citer l'opinion générale des praticiens, pour prouver ce que je viens d'avancer, et donner ici l'interminable liste des remèdes indiqués contre ce mal, remèdes de toute nature, aux actions les plus opposées et qui témoignent, tout à la fois, de la puissance de la maladie à combattre, des efforts dirigés contre elle et de leur inutilité.

Cependant le cancer, qui peut envahir tous nos organes, agit souvent sous l'œil même du médecin, et nul tissu, plus que le tissu cancérenx, n'aurait dû fournir à l'anatomie pathologique d'utiles enseignemens. Pourquoi donc ici, comme dans tant d'autres cas, l'anatomie pathologique a-t-elle fait si complètement défaut? C'est que, se bornant à étudier des ruines, elle use tous ses efforts à en faire la description, inhabile qu'elle est à remonter aux causes de ces innombrables désorganisations, son triste et stérile domaine !

Le cancer est héréditaire comme la goutte, l'apoplexie, la folie (1)., la phthisie tuberculeuse, les scrophules, et cette affection si grave est aussi, comme les précédentes, un des résultats de l'action du froid humide ; la statistique nous le démontrera, sans aucun doute.

Constatons, en attendant, que le cancer est habituellement accompagné d'une teinte jaunâtre de la peau, qui n'est pas sans analogie avec la coloration d'un assez grand nombre de fous.

Constatons aussi que le cancer, comme la folie, attaque beaucoup plus de femmes que d'hommes, compensation bien triste, bien déplorable de la rareté de la goutte aiguë chez les femmes, et considération nouvelle et bien puissante en faveur de l'opinion, qui tend à envisager la folie et le cancer comme des maladies goutteuses, ne différant de la goutte proprement dite, que par la différence de leur siége, mais ayant, du reste, une même origine.

La statistique médicale vient encore fortifier cette opinion, en nous montrant que la goutte et

______

(1) Après bien des recherches, dit le docteur Rush (*medical inquiries*) je n'ai pas pu trouver, parmi les Indiens, un seul exemple de démence, et je n'ai trouvé parmi eux que peu de maniaques et de mélancoliques.

Le baron de Humbold n'a pas entendu parler d'un seul aliéné parmi les Indiens sauvages de l'Amérique méridionale.

la folie se développent surtout dans les pays humides et froids, et principalement chez les hommes
de 30 à 40 ans, tandis que la folie et le cancer
exercent le plus de ravages chez les femmes de
40 à 50 ans.

Ces maladies se développent donc toutes trois
à l'époque où les fonctions de la peau commencent à perdre de leur puissance; où chez l'homme
les rides commencent à sillonner son visage; où
ses cheveux commencent à blanchir et à tomber;
où son tissu cellulaire se charge souvent d'une
graisse inutile; où chez la femme, à la diminution de vitalité de la peau, caractérisée aussi de la
même manière que chez l'homme, vient s'ajouter
la flétrissure du sein, ce puissant sécréteur acide
et l'annulation des fonctions de l'utérus qui, par
ses sympathies si étroites avec le sein et par le
rôle qu'il joue dans la conception, semble devoir
être rangé parmi les organes négatifs, le temps
des règles excepté.

La teinte jaunâtre du cancéreux, son sang noir
et plastique, aussi long-temps, du moins, que le
malade n'est pas encore tombé dans le marasme,
et qu'une suppuration abondante n'est pas venue
modifier, altérer profondément ses humeurs, ont
trop peu fixé l'attention des praticiens. Cette teinte
particulière de la peau, cette coloration, cette
plasticité du sang des cancéreux, sont des accidens d'une grande importance.

Négligés jusqu'aujourd'hui, ils sont on ne peut plus propres, cependant, à nous éclairer sur la nature d'une des plus affreuses maladies de l'homme et sur les moyens de la combattre. Ils montrent que chez le cancéreux la peau ne remplit plus ses fonctions d'une manière régulière, qu'elle est affaiblie et véritablement malade.

C'est à cela, et à cela seul, que nous devons attribuer, dans ce cas, la couleur foncée et la plasticité du sang, prétendue richesse qui caractérise le sang des vieillards, des apoplectiques, et celui de toutes les personnes qui ont des affections goutteuses.

Cette diminution de vitalité de la peau chez le cancéreux, cette altération profonde du plus puissant, du plus influent de nos sécréteurs, doit donc être prise en très-grande considération. Ici l'on m'objectera peut-être que l'altération de la peau est un accident consécutif, une suite de l'établissement du cancer et non point sa cause, que l'on me montrera surtout dans des violences extérieures, telles qu'un coup sur le sein, etc. Mais si le cancer est quelquefois déterminé par une violence extérieure de même, au reste, que l'accès de goutte, il n'en est pas moins démontré qu'il a fallu que l'accident déterminant rencontrât une constitution prédisposée au cancer, que très-souvent le cancer s'établit sans qu'aucune violence extérieure puisse en être accusée, que dès qu'il s'établit, on peut remarquer la teinte noire du sang et sa plasticité avant que la couleur de la peau soit altérée, comme une foule de fois l'œil le plus exercé ne peut point saisir l'affaiblissement ou la surexcitation de cette vaste membrane, alors cependant que ses modifications sont prononcées à ce point, qu'elles déterminent de graves maladies.

Quelques personnes étrangères aux progrès actuels de la science ne voudront pas admettre ces relations de cause à effet que j'établis ici entre la diminution de vitalité de la peau et la plasticité du sang. Je les renverrai aux expériences si anciennes déjà de Sanctorius, véritable mine d'or dont on n'a su cependant tirer aucun parti; je les renverrai surtout aux importans travaux de mon frère, publiés en 1837 déjà, travaux dont la supériorité est le plus grand défaut, et qui ont eu pour résultat la découverte des fonctions du tissu cellulaire, de la loi des sécrétions organiques, de la production et de la double nature du fluide nerveux, de la nature et des remèdes des maladies goutteuses et de la phthisie pulmonaire. Enfin je leur rappellerai le Mémoire de M. Levicaire, chirurgien de marine, qui a reconnu que dans les régions équatoriales, où la peau a une activité si grande, le sang a moins de fibrine et plus de sérum que dans les régions tempérées et froides (Académie de Médecine de Paris, 24 mars 1840), fait curieux et qui, pour avoir été accueilli comme une grande nouveauté, ne fait, avec beaucoup d'autres, que confirmer simplement les théories de mon frère (1).

Si j'insiste autant sur le rôle que joue la peau dans la production du cancer, c'est que faute de bien connaître ce rôle, il est impossible de comprendre la nature de cette maladie et de lutter efficacement contre elle.

Ne bornons donc plus notre attention chez le cancéreux, à l'organe sur lequel le cancer se développe. Nous avons à combattre, le plus souvent alors, une maladie générale infectant l'économie tout entière, caractérisée surtout par la diminution de vitalité de la peau, et sans doute aussi par celle des autres sécréteurs acides, puisqu'ils vivent tous d'une vie commune, et que l'un d'eux ne peut pas être affaibli sans que cette faiblesse soit partagée par les autres. C'est cette diminution des sécrétions acides qui amène la plasticité du sang,

----

(1) Les beaux travaux de mon ami M. le docteur Denis, de Commercy, sur la composition du sang, travaux qui, partout ailleurs qu'en France, lui auraient mérité de magnifiques récompenses, prouvent que le chlorure de sodium contribue pour beaucoup et de concert avec la soude à la liquéfaction du sang.

Je m'occupe d'expériences qui auront pour but d'établir, dans des circonstances diverses, la quantité de chlorure sodique fournie par la peau.

la teinte paille de la peau et tous les désordres de l'état cancéreux.

Mais si dans le cancer l'ensemble de la peau est affaibli, la portion de peau qui recouvre et environne le mal, paraît être dans un état tout contraire; cela est évident pour le squirrhe sous-cutané prêt à passer à l'état de cancer, et pour le cancer lui-même. Il paraît que cela existe aussi pour le squirrhe à son début, ainsi que cela se voit dans la peau de l'articulation envahie par la goutte.

En effet, l'accès de goutte le plus ordinaire arrive sous l'influence de la diminution d'action des sécréteurs acides et de la tension morbide du système positif du corps qui en est la conséquence nécessaire, et qui entraîne à sa suite la décharge de son électricité d'un point quelconque, d'une sé-reuse articulaire d'une articulation des extrémités sur la peau, en triomphant pour cela de la résis-tance du tissu cellulaire, résistance moins forte là qu'ailleurs, à cause du peu de développement de ce tissu.

Alors la peau sur laquelle ce phénomène se produit rougit, s'échauffe au-delà du degré nor-mal. Et bien les mêmes circonstances président au développement du cancer, et c'est encore sur la peau ou sur un autre organe acide, tel que le sein, que le mal se développe le plus souvent; mais dès le début du cancer, les deux électricités sont employées à altérer, à modifier bien plus profondément les tissus que ne le fait la goutte.

Si le lieu d'élection du cancer est une glande
du sein, celle-ci, naturellement négative, voit
bientôt son électricité entièrement saturée, et de-
venant elle-même positive, elle agit sur la peau
comme le ferait une séreuse articulaire. ou tout
autre organe positif, qui se trouverait le lieu d'é-
lection par lequel s'accomplirait la communication
morbide des deux pôles de l'économie.

Si le cancer, au lieu de se développer dans l'é-
paisseur du sein ou dans quelque autre organe
sous-cutané, se porte directement sur la peau, le
même résultat a lieu. Ce point devient un foyer
incessamment entretenu aux dépens des deux
électricités, des deux puissances nerveuses qui
viennent là se perdre, en ne produisant d'autre
résultat que d'affreuses désorganisations et d'in-
tolérables douleurs.

On conçoit dès-lors comment s'usent si vite les
forces des cancéreux, alors même qu'il n'existe
pas encore, ou presque pas de suppuration chez
eux : on comprend aussi que si mon opinion est
fondée, tout l'art du médecin doit consister, d'une
part, à rétablir les fonctions de la peau, pour que
le fluide négatif puisse équilibrer le fluide positif
et de l'autre, à détruire aussi vite qu'il le pourra
la communication morbide qui existe par le point
cancéreux entre les deux pôles de l'économie.

Le premier de ces résultats, celui qui consiste à
combattre la cause du cancer, a été jusqu'ici presque

entièrement négligé, et de là les nombreuses récidives du cancer après les opérations chirurgi-
cales les mieux faites, et dans des circonstances
aux apparences les plus favorables.

Le second a été obtenu par plusieurs moyens
qui, pour différer beaucoup entre eux, atteignent
cependant le même but. Je veux parler de la compression, de la cauterisation, des emplâtres doux
et des cataplasmes.

La compression que Desault avait déjà conseillée
contre le cancer du rectum, que Young appliqua
dès 1809 au cancer du sein, que Péarson em-
ploya plus tard, fut singulièrement perfectionnée
depuis par M. le docteur Récamier, auquel nous
devons un traité très-remarquable sur cette si
grave maladie.

Indépendamment de son action sur le tissu
squirrheux ou cancéreux, la compression en exerce
une évidente sur la peau ou sur la muqueuse qui,
relativement au cancer qu'elle recouvre, agit de
la même manière que la peau.

La compression repousse de la membrane qu'elle
comprime le sang qui s'y portait en quantité trop
considérable, et dès les premiers jours de son action, quand elle est supportée, on peut remarquer que la peau, qui était déjà rouge et prête à
s'ulcérer, est revenue à sa coloration naturelle,
que souvent même elle est plus pâle que dans son
état normal.

2

Dès que l'on peut obtenir ce résultat d'une manière durable, dès que l'on a vaincu la surexcitation de la portion de peau qui recouvre la glande cancéreuse, on a ôté à cette glande un des élémens indispensables, non-seulement à son accroissement, mais à sa durée, et dès-lors elle disparaît, elle fond rapidement.

Ceci nous rappelle un fait très-remarquable, que l'on observe tous les jours et qui a cependant bien peu fixé l'attention des praticiens. Je veux parler de l'amaigrissement, porté souvent très-loin, de la partie seulement que comprime la bande d'un cautère ou d'un vésicatoire. Cet amaigrissement est bien le résultat seul de la compression de la peau, puisqu'au dessous de la bande le membre conserve son volume habituel, et puisque là où existent des plaies anciennes, il y a ordinairement augmentation de volume, lorsque ces plaies ne sont point entourées d'un bandage.

PREMIÈRE OBSERVATION.

Madame L..., opérée d'un cancer du sein par mon savant et bien bon ami, M. le docteur Champion, de Bar-le-Duc, me fut envoyée par lui pour combattre, à l'aide de nos eaux (1), la diathèse can-

---

(1) Les eaux de Plombières, à raison de leur nature alcaline et de leur température, sont un très-puissant moyen à opposer

céreuse fortement prononcée déjà , et qui semblait indiquer, comme prochaine, la fin de cette malade.

Des glandes nombreuses s'étaient développées le long de la cicatrice qui s'étendait jusque dans le creux de l'aisselle. La peau, qui recouvrait plusieurs de ces glandes , était rouge, prête à s'ulcérer. J'ajoutai, dans ce cas si grave, le bandage dé M. Récamier, à nos eaux thermales , et je fis disparaître ou diminuer beaucoup les tumeurs dont j'ai déjà parlé. Madame L. ne vit point se rouvrir son cancer, mais elle succomba douze ou quinze mois plus tard sans de grandes souffrances. Elle était alors tombée au dernier degré du marasme, et les régions hypogastriques étaient le siége de tumeurs squirrheuses d'un grand volume (1).

DEUXIÈME OBSERVATION.

Madame **, des environs de Saint-Mihiel, âgée de trente ans, mariée sans enfans, avait au

à la diathèse cancéreuse ; mais il faut alors en faire un long usage, insister sur les bains chauds et courts, les bains de vapeur et les douches ; le traitement ne doit point fatiguer les malades auxquels on devra prescrire un régime tonique et peu abondant, des vêtemens chauds et la plus longue exposition possible au soleil.

(1) Je crois qu'à la fin de sa vie cette dame consulta mon ami M. le docteur Treille, auquel on doit, entre autres productions remarquables, une monographie très-intéressante du cancer de la matrice.

sein droit une grosse tumeur dure, flottante, et dont l'existence était déjà assez ancienne. Cette tumeur avait résisté à différens moyens employés contre elle.

Madame ** me fut adressée par son médecin pour essayer de l'action de nos eaux. Je crus devoir ajouter à ces dernières la compression, d'après la méthode de M. le docteur Récamier. J'obtins à son aide une guérison complète de cet accident ; mais l'année suivante il se reproduisit plus menaçant encore dans le sein opposé, et cette fois nos eaux et la compression furent inutiles. Il fallut plus tard recourir à l'extirpation. J'ignore ce qu'est devenue cette dame. Ces deux faits sont très-curieux. S'ils déposent de la puissance du bandage compressif de M. le docteur Récamier, ils témoignent aussi de son insuffisance. C'est que ce traitement ne s'oppose qu'à l'effet du mal ; il en laisse subsister, il en aggrave même la cause.

Oserai-je parler ici de la cautérisation du docteur Canquoin, obtenue à l'aide d'une pâte composée de farine et de chlorure de zinc, après avoir préalablement dépouillé la peau de son épiderme ? Pourquoi non, si ce traitement réussit. Ah ! contre une maladie aussi redoutable et aussi peu connue que le cancer, ne refusons aucuns secours, alors même qu'ils nous seraient fournis par le charlatanisme. Et puis j'aime à croire que l'Académie de Médecine, injuste peut-être, ou du moins trop sévère envers M. Canquoin au début de sa carrière, l'a poussé elle-même dans la mauvaise voie qu'il suit, beaucoup plus avant qu'il n'aurait voulu s'y engager.

Mais laissons la personne de M. Canquoin et revenons à son procédé, qui n'est qu'une modification d'un procédé ancien et bien connu. Il agit encore à la manière de la compression en annulant les fonctions de la peau au-dessous et autour du cancer. Peut-être a-t-il la propriété de modifier l'état électrique du tissu cellulaire aux limites duquel s'arrête son action, et de le ramener à l'état normal. C'est sans doute ainsi qu'agissent dans des cas analogues les préparations arsénicales à doses caustiques ou simplement altérantes ; mais c'est à des expériences directes à nous éclairer à cet égard ; c'est à l'expérience aussi qu'il faut demander si la cautérisation partielle n'a pas alors la propriété de fournir au reste de notre enveloppe une excitation générale et durable, qui mettrait ainsi plus de malades à l'abri de récidives.

Disons toutefois que la cautérisation fait bien plus encore la part de l'effet que celle de la cause, qu'elle est donc un moyen incomplet, et qu'elle a le grave inconvénient de causer beaucoup de douleurs.

Si, au lieu de comprimer la peau ou de la détruire, on se borne à la couvrir d'un emplâtre doux, on obtient, sans aucune douleur, le même résultat, la résolution de la glande squirrheuse ou cancéreuse.

D'abord les emplâtres ne tiennent qu'un jour ou deux ; mais si on a soin de les remplacer aussitôt qu'ils tombent, on voit leur adhérence augmenter progressivement et durer souvent pendant plusieurs semaines.

C'est alors que le squirrhe diminue de volume et que disparaissent les douleurs lancinantes qui l'accompagnaient. De quelle manière agissent donc ces préparations emplastiques ? Ce n'est qu'en diminuant localement l'action de la peau, qu'en l'annulant, pour ainsi dire, dans la partie qui avoisine la tumeur, et qui entretient avec elle des relations si étroites et si fatales. Aussi, à mesure que la transpiration cutanée devient moins active, l'emplâtre reste plus long-temps attaché à la peau et la tumeur, qui semble manquer alors d'un des élémens indispensables à sa nutrition, fond et disparaît.

Cette action de l'emplâtre sur la peau s'explique facilement. Contenant beaucoup de graisse, il est essentiellement négatif comme tous les corps acides et comme tous les acides étendus, il a la propriété de diminuer beaucoup la tension électrique de la peau qui est électrisée négativement elle-même, ainsi que l'ont surabondamment prouvé les travaux de mon frère.

Il est inutile de dire que cette diminution de la

tension électrique de la peau est, dans ce cas, une simple application de la loi de l'électrisation par influence.

Cette action est augmentée encore par l'accumulation de la transpiration sur la peau que recouvre l'emplâtre.

On sait que cette transpiration est acide et par conséquent négative comme la peau qui ne la repousse de son tissu, qui ne l'excrète qu'à cause de cela même. Or, comme elle est abondante encore pendant les premiers jours de l'application emplastique, elle contribue puissamment aussi à l'effet que l'on veut obtenir.

TROISIÈME OBSERVATION.

Mademoiselle **, de Plombières, âgée de 40 ans environ, portait au sein gauche deux tumeurs bosselées, dures, développées sans cause connue, qui, depuis un an, faisaient de rapides progrès et étaient le siége de douleurs lancinantes souvent très-vives. Déjà la peau qui les recouvrait commençait à rougir. La malade maigrissait et son teint était caractéristique de l'affection cancéreuse. En moins de quatre mois de l'application emplastique, les tumeurs étaient devenues presque imperceptibles et ne causaient plus aucune douleur.

Mais bientôt la glande thyroïde augmenta beau-

coup de volume et devint le siége de douleurs
vives, lancinantes, cancéreuses enfin. Des emplâtres appliqués sur ce nouveau siége du mal en
triomphèrent encore. Mais comme mademoiselle **
est très-imprudente et ne veut se soumettre à
aucune des précautions que l'art indique, il est
à craindre que bientôt le mal ne fasse explosion
sur quelque organe important à la vie, d'où il sera
bien difficile alors de le repousser.

QUATRIÈME OBSERVATION.

Mademoiselle ***, âgée de trente et quelques
années, d'une constitution très-frèle, avait reçu
un coup au sein droit, qui devint bientôt le siége
de douleurs fort vives. Bientôt aussi une glande
s'y développa, et pendant trois ans je m'estimai
très-heureux d'empêcher, par des soins assidus,
de nouveaux progrès de ce mal : je n'osais en
espérer la guérison que j'ai cependant obtenue
très-vite dès que j'ai eu recours à la préparation
emplastique. Mais la santé de cette demoiselle n'en
est pas devenue meilleure, et tantôt des douleurs
d'estomac, des diarrhées opiniâtres ou une scia-
tique douloureuse viennent témoigner de la per-
sistance du mal sous une forme différente.

Ces deux faits auxquels je pourrais en ajouter
d'autres à peu près semblables, me paraissent
d'un grand intérêt, ils proclament la puissance

d'un moyen peu connu pour combattre le cancer dans le lieu même où il fait explosion, mais ils montrent aussi toute l'insuffisance du traitement local dans cette redoutable maladie.

Voici la formule de l'emplâtre dont je me sers.

Diapalme..............	16 grammes.
Axonge. ãã,..........	8 grammes.
Cire. ...	
Litharge..............	4 grammes.

On voit que cet emplâtre a une grande analogie de composition et d'action avec celui de Fouquet, que ce savant médecin recommandait comme fondant. Il ressemble beaucoup aussi à un emplâtre très-connu à Paris, sous le nom de madame veuve Bossu, et dont on raconte une foule de faits analogues à ceux que je viens d'exposer.

Il est des personnes dont la peau est tellement irritable, qu'un emplâtre quelconque agit sur elle comme le ferait un vésicatoire. Pour ces organisations exceptionnelles, si la compression, si la cautérisation ne peuvent pas être employées non plus, on a encore une ressource dans le long usage d'applications de carottes crues et râpées sur le lieu malade.

J'ai vu des glandes de nature fort suspecte céder à la longue à ce moyen. Ici l'action n'est plus la même que celle de l'emplâtre doux, quoique le résultat soit quelquefois pareil.

Les carottes râpées agissent comme toutes les

applications humides émollientes , en soustrayant à la peau qu'elles recouvrent l'électricité négative dont la combinaison anormale avec l'électricité contraire , à travers nos tissus , cause la plupart des phénomènes inflammatoires.

Mais ces cataplasmes de carotte , indépendamment de la difficulté que l'on éprouve à les maintenir sur le lieu malade , ont encore besoin d'une grande surveillance , pour qu'on les remplace avant qu'ils ne se soient desséchés. Alors, en effet, non-seulement ils ne pourraient plus remplir le but auquel on les destine ; mais encore ils ajouteraient au mal par le frottement douloureux qu'ils occasionneraient.

Les moyens que je viens d'examiner trop rapidement peut être , ont, comme on le voit , une grande importance chacun , mais ils ont tous le même inconvénient , ils ne s'opposent qu'aux effets du mal sans en attaquer la cause , ils sont incomplets au même titre que l'extirpation , mais la plupart ont sur elle de précieux avantages. Mon ami , M. le docteur Coz , professeur et doyen de la Faculté de Médecine de Strasbourg , appliquant au traitement des cancéreux , un traitement que nous avions indiqué , mon frère et moi, contre la phthisie pulmonaire , fit vivre ses malades dans une espèce d'étuve , en compensant par une boisson abondante d'eau ou de tisanes légères les pertes qu'ils faisaient par de continuelles sueurs.

Monsieur le docteur Coz obtint ainsi des résultats extrêmement remarquables, il réduisit à l'aspect de plaies simples, d'énormes tumeurs cancéreuses, mais ce savant professeur ne put pas en obtenir la cicatrisation.

C'est que si les traitemens précédens avaient le tort de négliger la cause, celui-ci oubliait peut-être trop l'effet.

En débarrassant l'économie des substances acides qui la surchargeaient, en rétablissant l'équilibre entre les deux électricités, il diminuait bien la masse des accidens, mais il n'empêchait pas la communication fatale des deux électricités par la plaie cancéreuse.

Peut-être aussi la température à laquelle ces cancéreux étaient soumis était-elle trop élevée. En effet si l'on passe un certain degré, l'excitation trop forte et trop prolongée de la peau, finit par l'affaiblir et par amener souvent assez rapidement cette débilité, cette pâleur que nous contractons sous les régions équatoriales et qui entraîne là, comme une de ses conséquences, les maladies du foie si communes et si redoutables dans ces contrées.

D'après mon expérience, je crois qu'il ne serait pas prudent pour les cancéreux et les phthisiques, de dépasser une température habituelle de 28 à 29 dégrés Réaumur. Je sais bien qu'au Sénégal, par exemple, les hommes vivent sous une température de 38 à 40 degrés. Mais cette excessive chaleur, ainsi que je viens de le dire, a l'inconvénient de produire, quoique par un moyen opposé, les mêmes accidens ou des accidens à peu près semblables à ceux qu'engendre le froid humide.

Du reste, la règle que je pose n'est pas sans exception. Ainsi, je connais des personnes à peau très-faible, et qui ne pourraient pas s'accommoder d'une température aussi élevée. La moindre sueur devient pour elles une cause d'affaiblissement qu'il faut savoir éviter, tout en activant le plus possible la *transpiration insensible*.

Chez ces malades, il faut donc stimuler la peau avec plus de mesure. Alors les lotions d'eau froide, d'eau légèrement alcaline et salée, le massage, les promenades au grand air, soit à pied soit à cheval, viennent en aide au médecin.

Chez tous les cancéreux, s'il est indispensable d'activer les sécrétions acides, il ne l'est pas moins de diminuer toutes les sécrétions alcalines et principalement celle de la bile. Il faut donc que ces malades soient habituellement constipés, comme les goutteux, les apoplectiques et les phthisiques. Proscrivez donc, dans ces cas, les prétendus dérivatifs sur le tube intestinal dont l'action inévitable sera toujours l'aggravation des accidens que vous voulez combattre et souvent le transport de l'explosion cancéreuse de l'extérieur à l'intérieur, d'un organe peu important à la vie sur un organe qui lui est indispensable.

Les cancéreux doivent être en général soumis à un régime tonique et peu abondant, et bien loin de proscrire le sel comme nuisible à ces malades, il faut au contraire le considérer comme leur étant très-utile.

Mais ceci m'amène naturellement à parler des cancers internes. Ce que j'ai dit de la grande cause génératrice des cancers, doit leur être appliqué. Le traitement général doit être à peu près le même.

Le régime, alors que le cancer attaque quelques parties du tube intestinal, a sans doute besoin de modifications que tous les praticiens sauront apprécier, mais dans ces cas graves, il ne faut point négliger la peau qui recouvre l'organe malade.

Très-souvent, en effet, cette peau prend une part fort active aux accidens internes, il devient donc très-important de l'entraver par un des moyens que j'ai indiqués dans ce mémoire.

CINQUIÈME OBSERVATION.

Madame **, femme de peine, à Plombières, avait depuis plusieurs années des vomissemens fréquens qui faisaient craindre une maladie cancéreuse de l'estomac. Cette année, ces vomissemens étaient devenus habituels, et la malade éprouvait de violentes douleurs qu'elle rapportait à la région de l'estomac. Elle maigrissait beaucoup, et son teint devenait jaune-paille. Tous ces accidens ont entièrement disparu sous l'influence de larges emplâtres doux dont j'ai recouvert la région épigastrique, et que je lui fais continuer depuis plusieurs mois.

Contre les cancers internes, les étuves convenablement ménagées ont une grande puissance. J'ai rapporté, dans la dernière édition de mon ouvrage sur le mode d'action des eaux thermales de Plombières, l'observation d'un malade âgé de 60 ans et qui fut entièrement guéri par ce moyen d'une tumeur énorme située sous le foie et dont la suppuration ichoreuse sortait par une plaie fistuleuse du bassin. Pendant l'étuve, le corps de ce malade exhalait une odeur infecte, analogue à celle du pus que fournissait sa plaie. J'ai eu, en 1841, l'occasion de faire une observation semblable sur un malade qui portait, dans la région hypogastrique, une tumeur en suppuration et très-volumineuse. Le pus, dans ce cas, qui eut une terminaison fatale quelques mois après le traitement des eaux, s'écoulait par une perforation intestinale. L'étuve, pendant que ce malade y était, avait l'odeur la plus repoussante. Son action aussi était avantageuse, mais le froid de la saison, la gravité du mal et peut-être aussi le défaut de persévérance dans le traitement, l'empêchèrent d'amener la guérison.

Dans les maladies de matrice contre lesquelles

nos eaux alcalines et thermales ont tant de puissance, quand on dirige leur action sur l'ensemble de la peau, bien plutôt que sur l'organe malade, il arrive fort souvent que les régions hypogastrique et sacrolombaire sont habituellement très-chaudes, tandis que les pieds sont toujours froids.

Disons ici que les maladies de matrice presqu'inconnues dans nos campagnes, ne sont devenues si communes aujourd'hui que sous l'influence d'un traitement débilitant général et d'un traitement local, que tous deux ne font presque toujours qu'aggraver le mal que l'on veut guérir, et rendre incurable une indisposition qui pouvait n'être que légère.

L'alun qu'administre alors avec un succès souvent très-remarquable mon confrère et mon ami M. le docteur Jacquot, de Saint-Dié, a pour premier effet de constiper les malades, de diminuer chez elles les sécrétions du foie, l'excitation de tout l'appareil auquel cet organe appartient, et par une suite nécessaire, d'augmenter la tension électrique des sécréteurs acides, de réchauffer la peau.

Dans les maladies de matrice, les extrémités sont toujours froides, les sécrétions acides sont toujours de beaucoup diminuées ; réchauffons donc alors les extrémités et l'ensemble de la peau, combattons surtout ces maladies à l'aide d'une bonne hygiène. Prescrivons, avec un régime suffisamment tonique, des lotions alcalines sur les extrémités, des vêtemens chauds, *des chaussures épaisses*, et un exercice soutenu au grand air et en plein soleil, les maladies de matrice et les cancers de cet organe ne seront plus alors que de rares exceptions.

FIN.